BEI GRIN MACHT SICH IHR
WISSEN BEZAHLT

Die Möglichkeiten und Herausforderungen des Empowerments in der Arbeit mit depressionskranken Menschen

Alexandra Brunet

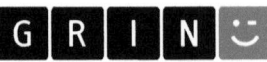

Bibliografische Information der Deutschen Nationalbibliothek:

Die Deutsche Nationalbibliothek verzeichnet diese Publikation in der Deutschen Nationalbibliografie; detaillierte bibliografische Daten sind im Internet über http://dnb.d-nb.de abrufbar.

ISBN: 9783346441638
Dieses Buch ist auch als E-Book erhältlich.

© GRIN Publishing GmbH
Nymphenburger Straße 86
80636 München

Druck und Bindung: Books on Demand GmbH, Norderstedt Germany
Gedruckt auf säurefreiem Papier aus verantwortungsvollen Quellen

Das Buch bei GRIN: https://www.grin.com/document/1033815

Inhaltsverzeichnis

1 Einführung 2

2 Begriffsklärung 2

   2.1 Das Empowerment-Konzept...3

   2.2 Depression..5

3 Die Voraussetzungen und die Vorteile des Empowerments 6

4 Die Herausforderungen, Grenzen und Risiken des Empowerments 8

   4.1 Persönliche und krankheitsbedingte Hindernisse..8

   4.2 Institutionelle und strukturell-politische Herausforderungen.....................9

5 Empowermentorientierte Handlungsmaxime für die Praxis 11

   5.1. Ziele und Handlungen 12

   5.2 Die Prämissen des Empowerments..13

   5.3 Empowermentorientierte Verfahren 13

   5.4 Empowermentorientierte Rahmenbedingungen..14

6 Der Sozialpsychiatrische Dienst - ein Beispiel für eine erfolgreiche sozialraumorientierte Umsetzung des Empowerments 16

7 Fazit 18

8 Literaturverzeichnis...21

1 Einführung

Heute ist die Soziale Arbeit vom Empowerment-Konzept nicht mehr zu trennen. Es wurde in das Leitbild von vielen sozialen Institutionen übernommen und als wichtiges Merkmal von vielen sozialen Strukturen und Interventionen postuliert. Empowerment, ein Konzept, das innerhalb der Gemeinwesenarbeit gewachsen ist, wurde zum Leitkonzept professioneller Sozialer Arbeit. Es zielt auf eine Umstellung des professionellen Helfens und der Hilfeleistungen, indem der Schwerpunkt weg von einer defizitorientierten Sichtweise auf die Ressourcen der Klientel gelegt wird (vgl. Galuske 2005, S. 269; Böllert 2012, S. 631).

Die defizitorientierte Sichtweise trägt dazu bei, dass den Menschen eine Hilflosigkeit zugeschrieben wird und deren Entmündigung durch exzessive Fürsorge gefördert wird. Die Betroffenen fühlen sich ausgeschlossen und entmündigt, sie werden zu starren Objekten professioneller Hilfe (vgl. Sohns 2009, S. 76 ff). Im Gegensatz dazu sorgt Empowerment für eine Erweiterung des professionellen Blickwinkels. Der Schwerpunkt der Interventionen in der Sozialen Arbeit ändert sich, bewegt sich außerhalb der Wechselwirkung zwischen beispielsweise persönlichen, psychischen und umweltbedingten Defiziten und bezieht in seine professionellen Tätigkeiten stärker die individuellen und sozialen Ressourcen der Menschen ein. Empowerment stellt sich als ein Plädoyer für eine partizipative Soziale Arbeit dar, entfernt von der Vorherrschaft der Fachleute, die zu einer „Erosion alltagsweltlicher Fähigkeiten führt" (Galuske 2005, S. 269).

In diesem Zusammenhang stellt sich die Frage, inwiefern ein Konzept, das die Selbstbestimmungskraft der Klientel in den Mittelpunkt seiner Argumentation setzt, mit einer depressiven Erkrankung vereinbar ist. Diese Seminararbeit setzt sich als Ziel, im vorgegebenen Rahmen und basierend auf einer reinen Literaturrecherche, die Möglichkeiten und die Herausforderungen einer auf Empowerment ausgerichteten Sozialen Arbeit bei Menschen mit Depression darzustellen, zu diskutieren und kritisch zu betrachten.

2 Begriffsklärung

Zuerst müssen die Hauptbegriffe dieser Seminararbeit definiert und geklärt werden. Nur unter diesen Voraussetzungen können Zusammenhänge, aber auch Wechselwirkungen oder Inkongruenzen zwischen Empowerment und Depression hergestellt, entdeckt und diskutiert werden.

2.1 Das Empowerment-Konzept

Empowerment ist ein in der Gemeinwesenarbeit (GWA) entwickeltes Konzept, das heutzutage in allen Bereichen der Sozialen Arbeit vorkommt. Es leitet sich aus der substantivierten Form des englischen Worts to empower her. Das Verb bedeutet, jemanden zu ermächtigen oder jemandem die Befugnisse bereitzustellen, damit diese Person etwas machen kann (vgl. Pankofer 2000, S. 8). Obwohl Empowerment ein Grundsatz des demokratischen Staates ist, wird es v. a. von den Menschen eingefordert und durchgesetzt, die in ihrer Teilnahme an sozialen und politischen Entscheidungsprozessen eingegrenzt sind. Dadurch steht heute das Empowerment für das Kämpfen für mehr Partizipation und Entscheidungsmöglichkeiten von benachteiligten Individuen und Gruppen (ebd., S. 9).

Empowerment, wie viele andere Konzepte Sozialer Arbeit, stammt aus dem angloamerikanischen Raum. Der Begriff wurde ursprünglich während der Bürgerrechts- und Frauenbewegung in den USA verwendet. Allerdings gehen die Wurzeln auf mehrere Richtungen zurück: die des Kommunitarismus, wo die Grundlage einer solidarischen Gemeinschaft in der Stärkung von Kommunitäten für die Ressourcen steht; die der Selbsthilfebewegung und der neuen sozialen Bewegungen sowie auf die sozio-strukturelle Forschung der Sozialen Netzwerke (vgl. Galuske 2005, S. 269; Sohns 2009, S. 97).

Es gibt keine einheitliche Definition des Empowerment-Konzeptes, wobei zu einer begrifflichen Eingrenzung die Betrachtung seiner Zielsetzung hilft. Das Ziel von Empowerment ist es, mit Hilfe von ressourcen- und kompetenzenbasierten sozialarbeiterischen Interventionen eine Umwandlung des defizitorientierten Ansatzes zu bewirken, damit die Menschen mehr Selbstbestimmung und Kontrolle bezüglich ihrer eigenen Lebensführung und -lage erlangen (vgl. Galuske 2005, S. 270). Es zielt darauf ab, die Machtverteilung der defizitorientierten Sichtweise neu zu definieren, indem die Verantwortung für ihre Entwicklung zurück an die Betroffenen gegeben wird. Dabei werden die vorhandenen Machtverhältnisse kritisch hinterfragt und analysiert und Veränderungen angestrebt. Hinter diesem Konzept steht die Annahme, dass die benachteiligten Menschen infolge sozialer Anerkennung und des Stärkens der Ressourcen zu einer Aktivierung und mehr Partizipation angeregt werden (vgl. Sohns 2009, S.77 ff).

Die Zielsetzung des Empowerments lässt sich anhand von drei Perspektiven strukturieren: Die Ressourcenorientierung als erste Perspektive des Empowerments bezieht sich sowohl auf die Individualitäts- als auch auf die Gemeinschaftsebene. Somit wird Empowerment als wichtiges Konzept der Sozialen Arbeit postuliert, da durch die Förderung und Entdeckung persönlicher und gemeinschaftlicher Ressourcen die Selbsthilfefähigkeit der Menschen gefördert wird (vgl. Galuske 2005, S. 271). Dabei werden diese Ressourcen als wichtiges Instrument der alltäglichen Bewältigungsarbeit und als Grundlage für die Entwicklung lebenserhaltender oder verbesserter Zustände verstanden (vgl. Sohns 2009, S. 84).

Die zweite Perspektive beinhaltet die Inklusionarbeit, indem die Ressourcen der Individuen innerhalb ihrer Gruppe beziehungsweise Gemeinschaft gestärkt werden. Es werden nicht nur die einzelnen Personen, sondern auch die Gruppen als strukturell-organisatorische Ebene gefördert (vgl. Galuske 2005, S. 271). Dafür werden Werte wie Menschlichkeit, Gemeinschaft und Solidarität vermittelt. Es werden hierdurch Ziele verfolgt, die dazu dienen, die Lebensbedingungen der Betroffenen zu verbessern und deren Teilhabe und Chancengleichheit zu fördern (vgl. Sohns 2009, S. 82).

Vernetzung stellt sich als dritte wichtige Intervention des Handlungsschwerpunkts empowermentorientierter Sozialer Arbeit dar. Das heißt, dass sich die professionelle Handlung nicht auf die Beziehungsarbeit begrenzt, sondern sich auf die Bildung und Förderung von funktionellen Zusammenhängen erweitert (vgl. Galuske 2005, S. 272).

Galuske (ebd., S. 271) vertritt die Auffassung, dass Empowerment eine professionelle Haltung ist, da es weder als Methode der Sozialen Arbeit noch als professionelles Handwerkszeug verstanden werden kann. Es sind, laut Galuske, eher Haltungen, die auf das Neudenken der Rolle der Sozialen Arbeit zielen.

Andere Autoren_innen verstehen das Empowerment-Konzept sowohl als Haltungen als auch als Sicht- und Handlungsweisen (vgl. Stimmer 2006; Pankofer 2000). Die Grundlage des Empowerments in der Praxis ist die Anerkennung des Selbstbestimmungsrechts der Klienten_innen. Dies beinhaltet auf der einen Seite Ziele, Werte und Normen wie beispielsweise die Ressourcenorientierung, auf der anderen Seite Methoden, Verfahren und Techniken wie die Gemeinwesenarbeit, die Bürgerinitiativen, die Vernetzung und die Partizipation und zuletzt „eine Grundhaltung in der therapeutischen, beratenden oder politischen Arbeit" (Pankofer 2000, S. 13). Stimmer (vgl. 2006, S. 50) beschreibt Empowerment in der Sozialen Arbeit zum einen, von seiner ethischen Fundierung abgeleitet, als ein Arbeitsprinzip und zum anderen als ein handlungsleitendes Konzept, das in einen großen Bereich von Arbeits-, Interaktionsformen, Methoden und in viele Arbeitsfelder und Prozessebenen integriert wird.

2.2 Depression

Laut internationaler statistischer Klassifikation der Krankheiten und verwandter Gesundheitsprobleme 10. Revision German Modification (ICD – 10 – DM) ist Depression eine Störung des Affektes und wird unter den Punkt F.32 eingestuft. Sie wird in mehrere Grade unterteilt, je nachdem, wie schwerwiegend sich die Symptomatik manifestiert. Allgemein wird Depression als die Summe von mindestens zwei oder mehreren der folgenden Symptome definiert:

Der/die Betroffene „leidet (...) unter einer gedrückten Stimmung und einer Verminderung von Antrieb und Aktivität. Die Fähigkeit zu Freude, das Interesse und die Konzentration sind vermindert. Ausgeprägte Müdigkeit kann nach jeder kleinsten Anstrengung auftreten. Der Schlaf ist meist gestört, der Appetit vermindert. Selbstwertgefühl und Selbstvertrauen sind fast immer beeinträchtigt. Sogar bei der leichten Form kommen Schuldgefühle oder Gedanken über eigene Wertlosigkeit vor. Die gedrückte Stimmung verändert sich von Tag zu Tag wenig, reagiert nicht auf Lebensumstände und kann von sogenannten ‚somatischen' Symptomen begleitet werden, wie Interessenverlust oder Verlust der Freude, Früherwachen, Morgentief, deutliche psychomotorische Hemmung, Agitiertheit, Appetitverlust, Gewichtsverlust und Libidoverlust" (ICD – 10 – GM 2019, F.32).

Aus der Krankheitsbilddarstellung wird deutlich, dass Depression eine schwere Erkrankung des Affektes ist und eine starke Beeinträchtigung in der Lebensführung verursacht. Die depressionskranken Menschen tendieren dazu, sich aus dem sozialen Leben zurückzuziehen, die sozialen Kontakte zu unterbrechen und unter einer schweren Verminderung des Selbstwertgefühles zu leiden. Depression bleibt weiterhin die Hauptursache für eine Einweisung in die Psychiatrie oder für das Aufsuchen einer Psychotherapie und weltweit stellt sie sich als Hauptgrund für eine schwere Einschränkung der Arbeitsfähigkeit und Lebensqualität dar (vgl. Myers 2013, S. 672). Um die Sinnhaftigkeit von empowermentorientierten Interventionen in der Arbeit mit depressionskranken Menschen beurteilen zu können, müssen zusätzlich die Ursache der Depression und ihre Auslöser näher betrachtet werden. Heute gehen die Fachleute von einer multifaktoriellen Genese der Depression aus, gegründet auf einem holistischen Menschenbild im Gegensatz zur veralteten kartesianischen Verfassung. Auf der einen Seite spielt die neurobiologische Disposition, also die Veranlagung, eine wichtige Rolle bei der Entwicklung einer Depression. Auf der anderen Seite wird die psychosoziale Situation als wichtiger Auslöser der Depression bei Menschen mit einer erhöhten Verletzlichkeit erkannt.

Unter psychosozialen Ursachen werden beispielsweise die chronische Überlastung, der Verlust des Arbeitsplatzes, wenige oder herausfordernde soziale Kontakte und Lebensumstände verstanden (vgl. Stiftung Deutsche Depressionshilfe o. J, o. S.). Deshalb wird heute nach den Ursachen der Depression nicht nur in der Person selbst, sondern auch in ihrer Umwelt und ihren sozialen Beziehungen gesucht und entsprechend wird in all diesen Bereichen interveniert. Hier spielt die Soziale Arbeit eine sehr wichtige Rolle, da sie aktiv in den sozialen Kontext der Betroffenen einwirken kann.

3 Die Voraussetzungen und die Vorteile des Empowerments

Es steht außer Frage, dass beeinträchtigende soziale Verhältnisse das Risiko einer Depression steigern können. Empowerment könnte in diesem Zusammenhang als wichtige Präventionsmaßnahme wirken, indem den Betroffenen geholfen wird und sie dazu ermächtigt werden, die Kontrolle über ihr eigenes Leben wiederzugewinnen. Zudem wird ihre Teilhabe am Arbeitsmarkt und an ihren Gestaltungs- und Entscheidungsprozessen in ihrem Lebensraum gefördert und ihre Autonomie angestrebt. Das Gefühl der Machtlosigkeit kann mit Hilfe des Empowerments vermindert werden, bevor es pathologisch wird. Dies erfordert aber nicht nur, Bewältigungsstrategien zu suchen und sie zu erlernen, sondern auch, nachhaltige persönliche und soziale Ressourcen zu entwickeln, die an die individuelle Situation der Betroffenen angepasst werden. Dabei definiert sich die Soziale Arbeit als Unterstützerin dieses Ermächtigungsprozesses und stützt sich in ihrer Intervention auf die Prinzipien des Respektes für die Autonomie der Klienten_innen, der Menschenwürde und der Partizipation (vgl. Sohns 2009, S. 79f).

Eine wichtige Voraussetzung für ein erfolgreiches Einsetzen von empowermentorientierten Interventionen in der Arbeit mit depressiven Menschen ist die Anerkennung der Krankheit von der Betroffenenseite her. In diesem Zusammenhang hat Empowerment selbst die Aufgabe, dass die Klienten_innen die Depression als Teil ihres Lebens akzeptieren und sie lernen, damit umzugehen. Es wird nicht eine Normalisierung der Betroffenen angestrebt, sondern ihre Annahme der Eigenarten und der damit verbundenen Einschränkungen. Dabei hilft das Empowerment wiederum durch den Aufbau und die Stärkung des Selbstwertgefühles und eine ressourcenorientierte Arbeit, die Annahme der Krankheit zu fördern (vgl. Knuf 2013, S. 70ff).

Gleichzeitig haben Studien festgestellt, dass zwischen Depression und dem Gefühl der erlernten Hilflosigkeit hohe Korrelationen auftreten (ebd., S. 76). Unter erlernter Hilflosigkeit
wird ein Zustand verstanden, in dem sich die Betroffenen, als Resultat wiederholter Erfahrungen von Ohnmacht, nichts mehr zutrauen, passiv und antriebslos werden und die Hoff-
nung auf eine Besserung ihrer Situation verlieren. Vor allem dann, wenn sich die negativen
Selbsterfahrungen bei den Betroffenen häufen, steigt das Risiko einer Depression deutlich.
Aus diesem Grund herrscht heute die Annahme vor, dass eine verminderte Motivation das
Ergebnis sowohl der krankheitsbedingten Symptome als auch der erlernten Hilflosigkeit ist
(ebd., S. 75 f).

In diesem Kontext zeigt sich erneut die präventive Aufgabe einer empowermentorientierten
Sozialen Arbeit, dem Auftreten solcher Hilflosigkeits- und Ohnmachtserfahrungen vorzubeugen und als Voraussetzung für weitere nachhaltige Interventionen das Umdenken des
eigenen Zustandes zu ermöglichen. Den Betroffenen muss das Gefühl vermittelt werden,
dass sie die Kraft besitzen, etwas zu verändern. Dafür ist eine intensive ressourcenorientierte
Arbeit und die Generierung positiver Erfahrungen notwendig, um eine Steigerung des
Selbstwertgefühles und Selbstvertrauens der Betroffenen zu bewirken (ebd., S. 76 ff).

Das Empowerment-Konzept kann in der Arbeit mit depressionskranken Menschen außer
präventiven auch kurative Wirkungen hervorrufen. Definitorisch für Depression sind ein
stark herabgesetztes Selbstwertgefühl und vermehrte Schuld- und Machtlosigkeitsgefühle.
Zudem stellt sich die Aufgabe, Ressourcen ausfindig zu machen, für Betroffene als schwie-
rig und überlastend dar. Hier tritt der verhelfende Anteil des Empowerments ein, der die
Grundlage für eine strukturierte Suche nach Ressourcen anbietet (vgl. Homfeldt 2012, S.
496).

Im Fachdiskurs hat sich der Begriff Ressourcen stark etabliert und ist zum zentralen Fach-
begriff für die Interventionen Sozialer Arbeit geworden. Unter Ressourcen werden alle Um-
stände und Zustände verstanden, die dazu beitragen, lebensverändernde oder lebensverbes-
sernde Effekte zu produzieren, reproduzieren oder zu replizieren. Sie werden in strukturelle,
persönliche und soziale Ressourcen ausdifferenziert (vgl. Sohns 2009, S. 84).

Die strukturellen Ressourcen beinhalten die ökonomischen Voraussetzungen und die um-
welt- und kulturbezogenen Ausstattungen, die dazu beitragen, ein Gefühl von Sicherheit und
sozialer Anerkennung zu ermöglichen. Unter persönlichen Ressourcen werden alle Kompetenzen verstanden, die einen erfolgreichen Verarbeitungs- und Bewältigungsprozess fördern.

Dazu gehören unter anderem Eigenschaften wie Selbstwertgefühl und Selbstakzeptanz, Problemlösungskompetenzen, emotionale Intelligenz, Resilienz und Kohärenzgefühl. Die sozialen Ressourcen beziehen sich auf fördernde und nachhaltige Netzwerke, die sowohl materielle als auch kognitive und emotionale Unterstützung in kritischen Situationen zur Verfügung stellen. Die Soziale Arbeit verfügt sowohl über die Methodik als auch über die theoretischen Grundlagen, um auf all diesen drei Ressourcenebenen Interventionen einzuleiten, die zur Stärkung oder zur Entstehung jener Ressourcen beitragen können.

4 Die Herausforderungen, Grenzen und Risiken des Empowerments

In einer pluralistischen und individualistischen Gesellschaft ist die Aufgabe der Sozialen Arbeit zunehmend erschwert. Dazu verlangt das Empowerment-Konzept, dass die Lebenserfahrungen der Fachkräfte der Sozialen Arbeit und die gesellschaftlichen Normenvorstellungen zurückgestellt werden und die Verantwortung für die eigene Lebensführung und Genesung der Klientel übergeben wird (vgl. Sohns 2009, S. 81). Diese Voraussetzungen führen zu einigen Herausforderungen bei der Umsetzung des Empowerment-Konzeptes.

4.1 Persönliche und krankheitsbedingte Hindernisse

Depression kann aufgrund ihrer ausgeprägten beeinträchtigenden Symptomatik, beispielsweise der verminderten oder fehlenden Eigeninitiative und Krankheitsansicht und des herabgesetzten Affekts die Umsetzung des Empowerments erschweren. Gerade in der Arbeit mit depressionskranken Menschen, die der Überzeugung sein können, dass durch Ressourcenarbeit, Selbsthilfe und Partizipation nichts bewirkt werden kann, sind die Sozialarbeiter_innen in einem empowermentorientierten Ansatz zu mehr passiver Aktivität und auf das Verzichten von direktiven Maßnahmen aufgefordert, um eine Entwicklung der Selbsthilfekraft der Betroffenen anzuregen. In dieser Rolle stellt sich für die Beschäftigten die schwierige Aufgabe, ein Gleichgewicht zwischen Nichthandeln und Handeln zu finden (vgl. Knuf 2013, S. 81).

Selbstbestimmung ist ein gesetzlich abgesichertes Recht der Menschen. Das heißt, dass Klienten_innen, die wenig oder keinen Wunsch nach Selbstbestimmung zeigen, zunächst eine empowermentorientierte Arbeit ablehnen würden (ebd., S. 33). Aber auch der Wunsch, nichts machen zu wollen, gehört zu diesem Recht.

Eine empowermentorientierte Arbeit mit Menschen mit Depression beinhaltet zwei Aspekte: Auf der einen Seite ist diesen Personen im klassischen Sinn ein möglichst hohes Maß an Selbstbestimmung zu gewähren. Bei verminderter Eigeninitiative und Aktivität geht es auf

der anderen Seite darum, eine empowerment-ermöglichende Arbeit zu leisten (ebd., S. 9).
Die Soziale Arbeit wird sich in diesem Fall darauf konzentrieren, die Wege für Empowerment offen zu halten, um eine selbstbestimmende Partizipation der Klienten_innen zu ermöglichen.

Dafür bedarf es sensibler Interventionen, damit das Gleichgewicht zwischen Fördern und Fordern und zwischen Selbstbestimmung und Fürsorge beibehalten werden kann. Es ist sehr wichtig, dass die Klienten_innen erst Autonomie erlernen und ihnen sowohl positive als auch negative Erfahrungen zugestanden werden und das Recht auf Irrtum und Risiko erlaubt wird. Dadurch wird aus jeder Erfahrung eine Lernmöglichkeit, die es den Betroffenen ermöglicht, in der Zukunft ihre Entscheidungen besser abzuwägen. Die Sozialarbeiter_innen übernehmen in dieser Situation die Rolle der Begleitperson und gleichzeitig tragen sie die Entscheidungen ihrer Klientel mit. Sie stellen sich als Anwälte_innen ihrer Klientel dar und akzeptieren und unterstützen ihre Entscheidungen. Das Selbstbestimmungsrecht der Klienten_innen darf nur im Fall einer Selbst- und Fremdgefährdung verletzt werden. Eine empowermentorientierte Soziale Arbeit handelt nach der wichtigen Prämisse, sich möglichst wenig in die Autonomie der Klienten_innen einzumischen und sie nicht einzugrenzen (ebd., S. 34 ff).

4.2 Institutionelle und strukturell-politische Herausforderungen

In der psychiatrischen Praxis, vor allem im stationären Bereich, werden die depressionskranken Menschen immer noch zu wenig in die Entscheidungsfindungsprozesse einbezogen. Dieser Zustand zeigt die Notwendigkeit empowermentorientierter Fortbildungen mit dem Ziel, eine Änderung im Verhalten sowohl der Fachpersonen als auch der Betroffenen zu bewirken (ebd., S. 52).

In der Arbeit mit depressionskranken Menschen wird der Einsatz des Empowerment zusätzlich erschwert, v. a. in den stationären Einrichtungen, wo der Druck, den gesetzlichen und institutionellen Rahmenbedingungen zu folgen, sie zu erreichen und umzusetzen, größer ist als der Wunsch, die subjektiven Bedürfnisse der Klientel zu berücksichtigen. Es werden nicht selten zum Wohl der Patienten_innen Maßnahmen eingeleitet, beispielsweise die freiheitsentziehenden Maßnahmen, die in die persönliche Entscheidungsfähigkeit der Betroffenen eingreifen. Gerade wenn es darum geht, das richtige Maß zwischen partizipativen und direktiven Interventionen zu finden oder sogar ganz auf direktive Maßnahmen zu verzichten, bereitet die Umsetzung des Empowerment-Konzeptes viele Schwierigkeiten. Zusätzlich führt die vertiefte Helferausbildung der Professionellen öfters zu einer frühzeitigen Einmischung in die Autonomie der Klienten_innen und die Übernahme der Verantwortung. Dadurch wird die Entdeckung und Förderung der eigenen Ressourcen verzögert oder sogar verhindert (vgl. Quindel 2000, S. 105).

In solchen Fällen wird von den Fachkräften der Sozialen Arbeit ein hohes Maß an ethischen, Kommunikations- und Fachkompetenzen gefordert und es ist eine intensive Reflexionsarbeit notwendig, um einen Eingriff in das Selbstbestimmungsrecht der Betroffenen zu vermeiden. Es bedarf der Anerkennung der Betroffenen als Experten_innen in eigener Sache und dies verlangt von den Fachkräften der Sozialen Arbeit das Einverständnis, sich die „Macht nehmen zu lassen" (ebd., S. 107). Dies kann nur in einer partizipativen und auf Respekt basierenden Beziehung zwischen den Betroffenen und den Fachkräften der Sozialen Arbeit geschehen.

Um auf alle diese Hindernisse in der Umsetzung des Empowerment auf Grund des Doppelmandats (vgl. Quindel/Pankofer 2000, S. 33) oder Dreifachmandats (vgl. Meinhold 2012, S. 644) der Sozialen Arbeit entgegenzuwirken, wird eine methodisch begründete Reflexion und Evaluation der eingesetzten Interventionen notwendig. Dafür können aus der breiten Auswahl von Methoden und Instrumenten, beispielsweise der kollegialen Beratung, Supervision oder Patientenbefragung, diejenigen eingesetzt werden, die für die Situation am besten geeignet sind und als Grundlage für die Evaluation der Zielsetzung dienen können (vgl. Sohns 2009, S. 94).

Es gibt auch Herausforderungen bei der Umsetzung des Empowerment-Konzepts, die weder in direkter Verbindung mit der spezifischen Lage der Betroffenen noch mit der Institution stehen. Sie stellen eher die professionsbezogene Ansicht dar, dass Empowerment durch sein Verlangen, die strikte Trennung von Experten_innen und Laien aufzuheben, zu einer Entprofessionalisierung der Sozialen Arbeit führt oder solche Initiativen unterstützen kann. Zusätzlich benutzen Ideologien wie die des Neoliberalismus dieses Konzept für ihre politische Argumentation und propagieren auf dieser Grundlage eine Neugestaltung der freiwilligen und ehrenamtlichen Sozialen Arbeit. Der Neoliberalismus spricht sich gegen die Expertenschaft im Sozialwesen aus und fordert mehr bürgerliches Engagement und Laienarbeit in der Bewältigung sozialer Probleme. Dies führt zu einer Entmündigung und Abwertung der Sozialen Arbeit als Profession und die Betroffenen werden mit der Lösung ihrer psychosozialen Probleme allein gelassen. Das Scheitern in der Lebensführung wird gar als Selbstverschuldung der Betroffenen betrachtet (ebd., S. 96 f.).

Für die Soziale Arbeit stellt sich in diesem Kontext die Aufgabe für eine intensive Selbstreflexionsarbeit. Zusätzlich hilft der Einsatz von wissenschaftstheoretischen Methoden und Instrumenten in der Situationsanalyse, die individuelle und subjektive Situation der Klienten_innen einzuschätzen und das Gleichgewicht zwischen Selbsthilfe und professioneller Hilfe zu finden. Eine erfolgreiche Bewältigungsarbeit kann nur dann gelingen, wenn die professionelle Soziale Arbeit partizipierend mit den Betroffenen arbeitet.

Dementsprechend impliziert das Empowerment-Konzept ein noch tieferes Verständnis der sozialen Probleme und deren Ursachen und schließt eine Entprofessionalisierung der Sozialen Arbeit aus. Es bedarf sogar einer Erweiterung der Fachkompetenzen, um als Sozialarbeiter_in in der Lage zu sein, den richtigen Zeitpunkt und das richtige Maß einer Intervention in der Arbeit mit depressionskranken Menschen erkennen zu können. Dabei müssen die Gefahren einer Überforderung der Betroffenen in Folge steigender Ansprüche an die Autonomie rechtzeitig erkannt und es muss ihnen vorgebeugt werden (ebd. S. 97 f.).

Dem Empowerment wird zusätzlich vorgeworfen, eine prägnant konzeptuelle, normative Ansicht darzustellen, die eher zu Missverständnissen im Fachdiskurs führt (vgl. Galuske 2013, S. 8; 9). Allerdings kann das Fehlen einer Einheitsmethodik des Empowerments die Effizienz und Sinnhaftigkeit des Konzeptes verschleiern (vgl. Sohns 2009, S. 99). Deshalb fordert das Empowerment noch mehr Professionalisierung der Sozialen Arbeit mit dem Ziel, ihren Fachdiskurs, ihre Methoden und Konzepte für die Gesellschaft zugänglicher zu machen und diese vermehrt in der Praxis zu konkretisieren.

5 Empowermentorientierte Handlungsmaxime für die Praxis

Die Handlungsmaxime des Empowerment-Konzeptes für die Praxis ergibt sich aus dem Zusammenspiel zwischen seinen theoretischen Grundlagen und der historischen Entwicklung. Empowerment ist sowohl ein individuums- als auch gesellschaftsbewirkender Ansatz zur Emanzipation und Gewinnung von mehr Selbstkompetenzen und der Vermittlung von moralischen und praktischen Kompetenzen wie sozialer Gerechtigkeit, Solidarität, Vernetzung, Gemeinschaft, Inklusion und Menschlichkeit. Die Gesamtheit dieser Kompetenzen wird erlernt, deren Einsatz hängt von den Zielen und Bedürfnissen der Klienten_innen ab (ebd, S. 82).

5.1. Ziele und Handlungen

Konkret bedeutet dies für die Soziale Arbeit im Rahmen der Arbeit mit depressionskranken Menschen, dass die Stärkung persönlicher Kompetenzen immer zusammen mit der Förderung und Verbesserung der Lebensbedingungen als Grundlage einer empowermentbasierten Intervention betrachtet werden muss (ebd.). Daraus können folgende Ziele abgeleitet werden: Die Betroffenen lernen, ihre Krankheit anzunehmen, sich partizipierend zu engagieren, sich von der Stigmatisierung zu lösen und die Verantwortung für ihr Leben zu übernehmen (vgl. Knuf 2013, S. 7).

Dafür ist zunächst die Verbesserung und Stärkung der fördernden Rahmenbedingungen und sozialen Sicherheit notwendig, da sich diese als wichtige Faktoren für die Steigerung der Lebensqualität herausgestellt haben. Im Weiteren werden diese Ressourcen in auf die Person ausgerichtete empowermentbasierte Interventionen integriert. Dazu zählt die Stärkung der Selbstständigkeit, des Kohärenzgefühls und der Resilienz mit dem Ziel, die Problemlösekompetenzen der Menschen aufzubauen und sie zu befähigen, ihre Lebenssituation selbst beeinflussen und verändern zu können (vgl. Sohns 2009, S. 82).

Somit ergeben sich für die Soziale Arbeit mit depressionskranken Menschen folgende konkrete Handlungen:

- Sensibilisierungsarbeit, indem die Bedürfnisse der Klienten_innen in Bezug auf konkrete Lebensumstände wahrgenommen werden;
- Stärkung des Gefühls, dass durch Ressourcenarbeit die Lebenssituation aktiv verändert und verbessert werden kann;
- Förderung der Selbstständigkeit und der Initiative der Klienten_innen bei lebensverändernden Entscheidungen;
- Reflexionsarbeit über und mit den Klienten_innen in Bezug auf die konkreten eingrenzenden und herausfordernden Lebensumstände;
- Entwicklung eines fördernden und unterstützenden Ressourcenrepertoriums;
- Förderung von prozeduralen und habituellen Kompetenzen mit dem Ziel, Benachteiligungen erkennen zu können, sich zu wehren und sich in solidarischen Gemeinschaften zu integrieren (ebd., S. 82 f).

5.2 Die Prämissen des Empowerments

Aus der Vielzahl von Handlungen und Kompetenzen ergibt sich die Grundlage für drei Hauptprämissen einer empowermentbasierten Sozialen Arbeit mit Menschen mit Depression:

- Subjektorientierung, wodurch die Autonomie der Klienten_innen anerkannt und respektiert wird;
- Umfeldorientierung, wobei sowohl die fördernden als auch hemmenden Faktoren erkannt, analysiert und bei Bedarf verbessert oder angepasst werden;
- Partizipative Partnerschaft, in der sich die Klienten_innen und Sozialarbeiter_innen auf derselben Ebene gegenüberstehen und zusammen nach passenden Lösungen für ihre konkrete Situation suchen (ebd. S. 83 ff).

Empowerment wird in diesem Zusammenhang als ein Prozess verstanden, der sich über mehrere Phasen vollzieht. Die erste Phase der Mobilisierung bedeutet für die betroffenen Personen, aktiv zu werden, sich mit anderen zusammenzuschließen und gegen das Schicksal zu kämpfen. Die neue spontane Aktivierung der Betroffenen stabilisiert sich und führt zur Phase des Engagements und der Förderung. Jetzt findet eine Vernetzung und ein regelmäßiger Austausch zwischen Betroffenen statt. Sie werden zu Experten_innen ihrer eigenen Situation und verlangen, in der Öffentlichkeit wahrgenommen zu werden. Dadurch gelangen sie in die Phase der Integration und Routine. Die letzte Phase der Überzeugung führt zu einer aktiven Teilhabe am gesellschaftlichen Leben, um gemeinsam mit anderen Betroffenen etwas zu bewirken und Veränderungen anzustoßen (vgl. Pankofer 2000, S. 15).

5.3 Empowermentorientierte Verfahren

Nun stellt sich die Frage, wie alle theoretischen Grundsätze des Empowerment-Konzeptes in der Praxis eingesetzt werden können. Dafür werden Instrumente und Methoden genutzt und Interventionen eingeleitet, die in Kongruenz zu den Zielen des Empowerments stehen und die Ressourcen und die Autonomie der Klienten_innen fördern. Alle diese Interventionen müssen allerdings an die individuellen und subjektiven Bedürfnisse der Klientel angepasst werden und sowohl der persönlichen Ebene als auch ihrem Umfeld gerecht werden (vgl. Sohns 2009, S. 88).

Danach wird eine intensivierte Situationsanalyse benötigt, um beeinträchtigende, herausfordernde und vor allem fördernde Lebensumstände der Klienten_innen zu entdecken. Das Erstgespräch und die Anamnese helfen, die biologischen, psychosozialen und umweltbedingten Ressourcen und die Ursachen, aufgrund dessen sie nicht oder nur minimal eingesetzt wurden, zu entdecken. Mittels einer systemischen Fallanalyse wird die Gesamtheit der Probleme und Ressourcen identifiziert, um geeignete Interventionen einzuleiten. In der Arbeit mit depressionskranken Menschen ist es dabei äußerst wichtig, den Betroffenen das Gefühl von Akzeptanz, Empathie und Kongruenz zu vermitteln. Ein erfolgreiches Gespräch basiert auf einer vertrauensvollen Beziehung zwischen den Gesprächspartnern_innen, fern von Vorurteilen, Stigmatisierung und Abwertung. Sobald die Ressourcen der Klienten_innen deutlich herausgearbeitet wurden, ist eine stabile Grundlage für weitere Interventionen vorhanden (vgl. Homfeldt 2012, S. 495 - 496).

Auf dieser Grundlage werden zunächst Maßnahmen festgelegt mit dem Ziel, der Klientel die Selbstbestimmung und Verantwortung aufzuzeigen. Dieser Prozess wird ständig zusammen mit den Klienten_innen reflektiert, evaluiert und je nach Bedarf werden weitere Maßnahmen festgelegt oder diese werden angepasst oder stabilisiert (vgl. Sohns 2009, S. 90). Soziale Arbeit übernimmt in diesem Zusammenhang eine wichtige Rolle, da sie die passenden Instrumente besitzt, um ressourcenfördernde Strukturen aufzubauen und zu erhalten, Strukturen, die die Menschen in ihrer Selbstständigkeit fördern und sie vor sozialer Isolation und Exklusion bewahren.

Die Sozialarbeiter_innen nehmen in einem empowermentorientierten Ansatz die Rolle einer Bezugsperson an und verzichten auf anleitende und therapeutische Interventionen. Zusammen mit den Klienten_innen werden nachhaltige Strukturen und Netzwerke aufgebaut, damit deren Ressourcen in den Vordergrund gestellt und gefördert werden. Dazu wendet sich die Soziale Arbeit gegen jene Strukturen, die eine Bevormundung der Menschen fördern, und setzt sich für bessere Lebensbedingungen der Menschen ein.

5.4 Empowermentorientierte Rahmenbedingungen

Das Empowerment-Konzept bezieht sich auf alle Ebenen eines auf die Betroffenen einwirkenden Systems und das Individuum wird in seiner Ganzheit betrachtet. Dabei werden in der Fachliteratur mehrere Ebenen ausdifferenziert. Die individuelle Ebene verlangt von der Sozialen Arbeit, die persönlichen Ressourcen der Betroffenen in den Vordergrund ihrer Interventionen zu stellen. Das Ziel ist, die eingeprägte Hilflosigkeit abzuschaffen, indem die Betroffenen dabei gefördert werden, sich in allen Bereichen des Lebens zu engagieren, daran teilzunehmen und sich selbst zu organisieren. Die Gruppen- und Organisationsebene bezieht sich auf alle sozialen Netze einer Person. Dabei werden das Individuum und seine Netze dazu ermutigt, eigene Ressourcen zu entwickeln, wahrzunehmen und sie sinnvoll einzusetzen. Die institutionelle Ebene beinhaltet alle Strukturen, die einen Einfluss auf das Leben der Betroffenen ausüben. Die sozialpolitisch-gesellschaftliche Ebene bezieht sich auf die Entscheidungen, die auf die Gestaltungsmöglichkeiten und Werte einer Person bzw. einer Gesellschaft einwirken (vgl. Sohns 2009, S. 81; Stimmer 2006, S. 54; Pankofer 2000, S. 14). Somit fördert das Empowerment-Konzept eine allumfassende Betrachtung der Menschen und stellt sich als Teil der systemischen Auffassung in der Sozialen Arbeit dar (vgl. Alisch 2007, S. 313).

Empowermentorientiert zu arbeiten bedeutet für die Sozialarbeiter_innen auch, ein ressourcenförderndes Klima für die Betroffenen zu schaffen. Konkret bedeutet dies, alltagsnahe Kriterien eines ressourcenorientierten Arbeitsstils zu entwickeln, die als Maßstab für weitere Interventionen dienen. Darunter können folgende Aspekte verstanden werden (vgl. Knuf 2013, S. 24):

- eine positive Gesprächs- und Arbeitsatmosphäre schaffen;
- sich mit den Fähigkeiten und positiven Erfahrungen der Klienten_innen vertraut machen;
- ressourcenorientierte Berichte über die Betroffenen schreiben;
- ressourcenorientierte Gespräche mit den Betroffenen bevorzugen, wo nur über ihre Fähigkeiten gesprochen wird;
- einen partizipativen Arbeitsstil bevorzugen.

Den Fachkräften der Sozialen Arbeit werden in einem empowermentorientierten Ansatz sechs Rollen zugeschrieben, die mit dem Konzept kongruent sind. Sie sind erstens Analytiker_innen der Lebenswelt mit der Aufgabe, Zusammenhänge zwischen individuellen und gesellschaftlichen Umständen herzustellen. Dabei wird das Ziel verfolgt, Ressourcen ausfindig zu machen, die dem Individuum aus der erlernten Hilflosigkeit helfen können. Die Rolle der kritischen Lebensinterpreter_innen wird in einem hermeneutischen Sinn verstanden, wodurch Kompetenzen entwickelt werden. Als Netzwerk- und Ressourcenmobilisierer_innen aktivieren und mobilisieren sie sowohl auf individueller als auch auf gemeinschaftlicher und gesellschaftlicher Ebene. Sie sind im Weiteren Intermediäre und Brückenbauer_innen mit dem Ziel den Zugang zu politischen und administrativen Entscheidungsträgern zu ermöglichen. In der Rolle der Normalisierungsarbeiter_innen haben sie die Aufgabe, die Rechte, die Autonomie und die Würde der Individuen zu bewahren und sie gegen Bevormundung zu schützen, wenn die Betroffenen selbst dies in ihrer schwierigen Lage nicht machen können (vgl. Pankofer 2000, S. 16). Die Normalisierungsarbeit bedeutet auch, die gesellschaftliche Akzeptanz und das Verständnis für einen unkonventionellen Lebensstil zu fördern (vgl. Wendt 2017, S. 44). Nicht zuletzt setzen sich die Fachkräfte der Sozialen Arbeit als Organisations- und Systementwickler_innen für eine sozialpolitische Erneuerung und eine stärkere Partizipation der Betroffenen ein (vgl. Pankofer 2000, S. 16).

All diese Aspekte erfordern von den Institutionen und ihren Mitarbeitern_innen ein Umdenken des defizitorientierten Arbeitsstiles, angefangen von der Anamnese bis hin zur Situationsanalyse und daraus resultierenden Interventionen (vgl. Knuf 2013, S. 24). Obwohl der Begriff Ressourcen im Leitbild der meisten psychiatrischen Einrichtungen erwähnt wird, handeln viele von ihnen noch defizitorientiert und stellen die Stärke der Klienten_innen in den Hintergrund. Nichtsdestotrotz setzt sich die Soziale Arbeit in den psychiatrischen Einrichtungen für mehr Partizipation und Selbstbestimmung der Betroffenen ein und trägt zur Entwicklung und Einführung von empowermentorientierten Methoden in der Arbeit mit depressionskranken Menschen bei.

6 Der Sozialpsychiatrische Dienst - ein Beispiel für eine erfolgreiche sozialraumorientierte Umsetzung des Empowerments

Konkret auf den Bereich der Psychiatrie bezogen, verfolgt das Empowerment das Leitziel, die Menschen mit einer psychischen Erkrankung, unter anderem mit Depression, zu einem selbstständigen Leben zu befähigen, indem sie als ressourcenreiche Individuen und nicht als kranke Menschen wahrgenommen werden. Die Leitidee dahinter beruht auf dem Vertrauen, dass Menschen ihre Ressourcen und Fähigkeiten auch in grenzwertigen Situationen und Lebensumständen konstruktiv einsetzen können. Empowerment sorgt für eine Erweiterung der bio-medizinischen Sichtweise, indem die psychosozialen Aspekte sowohl als beeinträchtigende wie auch als fördernde Faktoren in der Entwicklung und Autonomie eines Menschen mit Depression betrachtet werden (vgl. Quindel 2000, S. 99).

Unter Sozialpsychiatrischen Diensten (SpDi) als Teil der öffentlichen Gesundheitsdienste werden Tagesstätten, Selbsthilfegruppen und Arbeitsprojekte für psychisch kranke Menschen und Menschen mit Behinderungen verstanden. Sie werden in der Fachliteratur als Paradebeispiele für eine erfolgreiche Umsetzung des Empowerments in der sozialraumorientierten Sozialen Arbeit mit Menschen mit psychischen Erkrankungen angeführt. Sie beabsichtigen, die Autonomie, die Alltagsbewältigung, die Vernetzung, Integration und die Inklusion der Menschen mit psychischen Krankheiten und Behinderungen in der Gemeinschaft zu fördern.

Zu ihren Aufgaben gehören die niederschwellige und kostenfreie ambulante Hilfe, Beratung und Betreuung der Betroffenen und Angehörigen einschließlich aller interessierten Personen und Institutionen, die Zusammenarbeit mit anderen Diensten und Institutionen, die für die Betreuung und Behandlung psychisch Kranker zuständig sind, und die Anschlussversorgung nach der Krankenhausbehandlung mit dem Ziel, Rezidiven vorzubeugen und die Inklusion der Betroffenen in der Gemeinschaft zu fördern. Zudem bieten sie Hilfsangebote in Form von Einzelfallhilfe, Gruppenangeboten, Öffentlichkeitsarbeit und vieles andere an. Sie arbeiten nach dem Bezugspersonensystem, in dem jede(r) Mitarbeitende des SpDi ihre bzw. seine Klienten_innen in allen Bereichen und Aspekten des täglichen Lebens berät, betreut und unterstützt. Diese Arbeitsweise folgt einer holistischen Sichtweise in Bezug auf die Ursachen der psychischen Erkrankungen, darunter auch Depression, und die Zielsetzung des Empowerments für eine ganzheitliche und partizipative Behandlung der Klienten_innen (vgl. Quindel 2000, S. 102). Die Teilnahme am Programm und den Angeboten des SpDi ist freiwillig, steht allen Betroffenen offen und ist ohne vorherige Anmeldung oder Terminierung möglich. Dadurch wird die Ressourcenentwicklung der Betroffenen zusätzlich gefördert, da sie ohne Zwang und Fremdbestimmung selbst über ihren Weg entscheiden können. Diese Strategie zeigt vor allem bei Menschen mit herabgesetztem Antrieb, wie dies bei Depression der Fall ist, positive Auswirkungen. Sie werden durch die offene, informelle Gestaltung zu mehr Selbstinitiative angeregt, was wiederum eine Steigerung des Selbstbewusstseins und Selbstvertrauens der Betroffenen bewirkt (ebd., S. 106).

In Baden-Württemberg funktionieren die landkreisbezogenen Sozialpsychiatrischen Dienste als juristische Personen unter einem Spitzenverband der freien Träger oder über den Städte- oder Landkreistag als Vertragspartner. Sie wurden auf der gesetzlichen Grundlage des § 6 des Gesetzes über Hilfen und Schutzmaßnahmen bei psychischen Krankheiten (PsychKHG) vom 25. November 2014 gegründet und ihre Einrichtungen gehören zu den Pflichtaufgaben der Kreise und kreisfreien Städte. Gemäß § 6(1) sind sie für Leistungen im Bereich der Sozialpsychiatrischen Vorsorge, Nachsorge und psychosozialen Krisenintervention als auch für die Vermittlung sozialer Hilfen zuständig. Das Ziel dieser Maßnahmen ist gemäß § 5(2) Satz 1.-3. PsychKHG, die aktive soziale Teilhabe und die selbstständige Lebensführung der Betroffenen zu erhalten beziehungsweise ihre Wiedereingliederung in die Gemeinschaft zu fördern.

Ein empowermentorientierter Ansatz in der Arbeit mit depressionskranken Menschen wird heute in vielen nichtstationären Psychiatriebereichen und -diensten und im gesamten Arbeitsfeld der Gemeindepsychiatrie eingesetzt. Im stationären Bereich ist die Verbreitung weniger stark fortgeschritten, da die Ziele, Aufgaben und Aufträge der Ärzte_innen und der Institutionen in der Regel noch stärker im Vordergrund stehen. Daher ist die Umsetzung des Empowerments und des von ihm abgeleiteten methodischen Handelns oft begrenzt (vgl. Haselmann 2010, S. 231 ff).

7 Fazit

Die moderne Welt ist für viele Menschen aufgrund des gestiegenen Leistungsdrucks und höherer Anforderungen für ein selbstständiges erfolgreiches Leben eine Herausforderung. Die Probleme zeigen sich umso deutlicher, wenn eine biologische Veranlagung vorliegt, die das Risiko für eine Depression potenziert. Sie ist eine schwere affektive Erkrankung, die die Lebensqualität der Menschen stark mindert. Außerdem führt die Depression zu einer Verflachung des Affektes und einer Freudlosigkeit und Gleichgültigkeit der Betroffenen. Zudem begleitet die Depression häufig eine Verminderung der finanziellen Möglichkeiten, wodurch sie noch verstärkt wird.

Das Empowerment ist ein ressourcenorientierter Ansatz, der die noch vorhandenen Fähigkeiten und Kompetenzen der Betroffenen in den Mittelpunkt stellt. Es fördert den Aufbau von Strukturen und Gemeinschaften, die die Ressourcen der Klienten_innen als Ausgangspunkt betrachten. Das Ziel besteht darin, die Betroffenen vom Gefühl von Machtlosigkeit und Resignation zu befreien und ihre individuellen und gemeinschaftlichen Ressourcen in eine entwicklungsfördernde Umwelt zu integrieren bzw. sie damit in Einklang zu bringen. In diesem Kontext übernehmen die Sozialarbeiter_innen die Rolle der Bezugspersonen und der Vermittler_innen. Sie fördern die Entstehung und/oder Verstärkung vorhandener Fähigkeiten und Netzwerke, was dem Individuum dabei hilft, aus der Anonymität herauszutreten, sich zu beweisen, eine stärkere Teilhabe umzusetzen und seine selbsthelfende Kraft zu stärken.

Eine empowermentorientierte Soziale Arbeit mit Menschen mit Depression geht über das Individuum und sein unmittelbares Umfeld hinaus. Es werden die Ressourcen der vorhandenen Strukturen und Institutionen in den Vordergrund gebracht, potenziert und vermittelt. Dabei werden jene Strukturen abgebaut, die eine Bevormundung der Menschen unterstützen. Das Hauptziel besteht in der Verbesserung der Lebensbedingungen und -lagen von Menschen mit Depression. Allerdings ist Empowerment ein Konzept, das auf einer partizipativen Arbeit mit den Klienten_innen basiert und dadurch eines Mindestmaßes an Motivation bedarf. Dies stellt die größte Herausforderung bei der Umsetzung des Empowerments in der Arbeit mit depressionskranken Menschen dar, da eine verminderte Motivation, ein flacher Affekt und Gleichgültigkeit Symptome der Erkrankung sind. Nichtsdestotrotz wird Empowerment in der Arbeit mit depressionskranken Klienten_innen erfolgreich eingesetzt. Die Partizipation und Selbstbestimmung wird gefördert, was zu einer Steigerung des Selbstwertgefühls der Betroffenen und zur Förderung der Krankheitseinsicht beiträgt.

Ein empowermentorientierter Ansatz fordert sowohl von den Institutionen als auch von den Fachkräften ein Umdenken in der Wahrnehmung der Klientel. Das Ziel hierbei ist es, die Motivation und Partizipation der Betroffenen zu fördern und nicht zu erwarten, dass diese als Grundlage professionellen Tätigwerdens bereits vorliegen. Die Voraussetzung ist die Freiwilligkeit auf Seiten der Klientel. Es muss tiefer nach den Beweggründen gesucht und erforscht werden, was eine Person motiviert und was sie zu Aktivität bewegt und damit vermehrt auf die Interessen und Ressourcen der Betroffenen zurückgegriffen werden. Gleichzeitig stellte es sich als vorteilhaft für einen erfolgreichen Einsatz des Empowerment-Konzeptes heraus, wenn die Gründe für die Passivität und fehlende Motivation der Betroffenen erkannt werden (vgl. Knuf 2003, S. 82ff).

Das Konzept der erlebten Hilflosigkeit spielt dabei eine entscheidende Rolle für die Entstehung der Depression als auch für die herabgesetzte Motivation der erkrankten Personen. Es ist das Resultat einer Verallgemeinerung wiederholter negativer Erfahrungen, das die Menschen zur Überzeugung führt, nichts mehr bewirken oder ändern zu können. Dadurch entsteht ein Defizit-Syndrom, das die Blickwinkel der Betroffenen in Bezug auf die Bewältigungsstrategien und Ressourcen eingrenzt und sie zu einem veränderten Verhalten drängt (vgl. Stimmer 2006, S. 52). Empowerment widersetzt sich dieser Tendenz und hilft den Betroffenen, sich selbst aus diesem Zustand herauszuholen.

Eine empowermentorientierte Soziale Arbeit mit depressionskranken Menschen bedeutet außerdem, dass die Betroffenen ihre Lebenslage und die Erkrankung verstehen und darüber ausreichend informiert sind. Dies trägt zur Entwicklung und Entdeckung neuer Ressourcen bei, die im späteren Verlauf für eine erfolgreiche Bewältigung von Krisensituationen und der Erkrankung eingesetzt werden können. Sie möchte nicht die Compliance der Betroffenen steigern, sondern die Entscheidungsfindung fördern (vgl. Knuf 2013, S. 101).

Dabei erfordert Empowerment intensive Reflexionsarbeit, um falsche Interpretationen des Konzeptes zu vermeiden. Das Bild eines Individuums, das selbstständig seine eigenen Interessen verfolgen kann, wird nicht selten mit dem Empowerment-Konzept gleichgestellt. Diese falsche Interpretation führt oft dazu, dass Menschen Kompetenzen zugeschrieben werden, die ihnen aber de facto fehlen oder nur vermindert vorliegen. Soziale Arbeit stellt sich dadurch der Herausforderung, in einem Spannungsfeld zwischen den gesellschaftlichen Ansprüchen und den Bedürfnissen ihrer Klienten_innen zu agieren. Ihre Aufgabe ist es, ständig die vorgegebenen Machtverhältnisse zu reflektieren und ihre Handlungen an den humanitären Prinzipien auszurichten.

Eine gelungene Lebensführung, die Steigerung der Selbstständigkeit und der Lebensqualität der Betroffenen dient als Messlatte für eine erfolgreiche Umsetzung des Empowerment-Konzeptes. Dies kann nur gelingen, wenn zwischen den Betroffenen und den Sozialarbeitern_innen eine vertrauensvolle und partnerschaftliche Beziehung entsteht. Dementsprechend verlangt das Empowerment-Konzept nach vermehrten fachlichen Kompetenzen und einer Erweiterung des professionellen Horizontes. Das Empowerment-Konzept ist nicht nur eine Haltung, sondern eine Stellungnahme gegen Ausgrenzung und setzt sich damit für bessere Lebensbedingungen und die Inklusion der Klientel ein. Allerdings darf Empowerment nicht als Konzept verstanden werden, das nur die Klientel der Sozialen Arbeit adressiert und lediglich zu deren Selbstermächtigung dient. Es ist auch für die Soziale Arbeit selbst eine Chance, sich in ihrer Praxis und Theoriebildung der eigenen Identität zu bemächtigen (vgl. Schachl 2000, S. 48).

8 Literaturverzeichnis

ALISCH, Monika (2007): Empowerment und Governance: Interdisziplinäre Gestaltung in der sozialen Stadtentwicklung. In: BAUM, Detlef (Hrsg.): Die Stadt in der Sozialen Arbeit. Ein Handbuch für soziale und planende Berufe. Wiesbaden: VS Verlag, S. 305-315

BÖLLERT, Karin (2012): Von der sozialdisziplinierenden Intervention zur partizipativen Dienstleistung. In: THOLE, Werner (Hrsg.): Grundriss Soziale Arbeit. Ein einführendes Handbuch. Wiesbaden: VS Verlag. 4 Auflage, S. 625-633

GALUSKE, Michael (2005): Methoden der Sozialen Arbeit. Eine Einführung. Weinheim: Juventa Verlag. 6. Auflage

GALUSKE, Michael (2013): Methoden der Sozialen Arbeit. Eine Einführung. Weinheim: Beltz Juventa Verlag. 10. Auflage

HASELMANN, Sigrid (2010): Die neue Hilfeplanung in der Psychiatrie – Soziale Arbeit zwischen alten Spannungsfeldern und aktuellen Kontroversen. In: MICHEL-SCHWARTZE, Brigitta (Hrsg.): „Modernisierungen" methodischen Handelns in der Sozialen Arbeit. Wiesbaden: VS Verlag, S. 231-278

HOMFELDT, Hans Günther (2012): Soziale Arbeit im Gesundheitswesen und in der Gesundheitsförderung. In: THOLE, Werner (Hrsg.): Grundriss Soziale Arbeit. Ein einführendes Handbuch. Wiesbaden: VS Verlag. 4 Auflage, S. 489-503

ICD – 10 – GM (2019) – International Classification of Diseases. F30-F39 – Affektive Störungen. http://www.icd-code.de/icd/code/F32.0.html. 01.12.2019

KNUF, Andreas (2013): Basiswissen: Empowerment in der psychiatrischen Arbeit. Köln: Psychiatrie Verlag. 4., korr. Auflage

MEINHOLD, Marianne (2012): Über Einzelfallhilfe und Case Management. In: THOLE, Werner (Hrsg.): Grundriss Soziale Arbeit. Ein einführendes Handbuch. Wiesbaden: VS Verlag. 4 Auflage, S. 635-647

MYERS, David G. (2013) – Psychologie. Berlin: Springer Verlag. 3. vollständig überarbeitete und erweiterte Auflage

PANKOFER, Sabine (2000): Empowerment – eine Einführung. In: MILLER, Tilly/ PAN-KOFER, Sabine (Hrsg.): Empowerment konkret! Handlungsentwürfe und Refle-xionen aus der psychosozialen Praxis. Stuttgart: Lucius & Lucius Verlagsgesell-schaft, S. 7-22

QUINDEL, Ralf (2000): Alle Macht dem Wahnsinn? Empowerment in der Sozialpsychiat-rie. In: MILLER, Tilly/ PANKOFER, Sabine (Hrsg.): Empowerment konkret! Handlungsentwürfe und Reflexionen aus der psychosozialen Praxis. Stuttgart: Lu-cius & Lucius Verlagsgesellschaft, S. 99-110

QUINDEL, Ralf; PANKOFER, Sabine (2000): Chance. Risiken und Nebenwirkungen von Empowerment – Die Frage nach der Macht. In: MILLER, Tilly/ PANKOFER, Sabine (Hrsg.): Empowerment konkret! Handlungsentwürfe und Reflexionen aus der psychosozialen Praxis. Stuttgart: Lucius & Lucius Verlagsgesellschaft, S. 33-44

SCHACHL, Tonia (2000): Sehen was da ist. Empowerment und die Profession Sozialarbeit. In: MILLER, Tilly/ PANKOFER, Sabine (Hrsg.): Empowerment konkret! Hand-lungsentwürfe und Reflexionen aus der psychosozialen Praxis. Stuttgart: Lucius & Lucius Verlagsgesellschaft, S. 45-62

SOHNS, Armin (2009): Empowerment als Leitlinie Sozialer Arbeit. In: MICHEL-SCHWARTZE, Brigitta (Hrsg.): Methodenbuch Soziale Arbeit. Basiswissen für die Praxis. Wiesbaden: VS Verlag. 2. Überarbeitete und erweiterte Auflage, S. 75-101

STIFTUNG deutsche Depressions Hilfe (o.J): Wie entsteht eine Depression. o.S. https://www.deutsche-depressionshilfe.de/depression-infos-und-hilfe/ursachen-und-ausloeser, 01.12.2019

STIMMER, Franz (2006): Grundlagen des methodischen Handelns in der Sozialen Arbeit. Stuttgart: W. Kohlhammer Verlag. 2. überarbeitete und erweiterte Auflage

WENDT, Peter-Ulrich (2017): Lehrbuch Methoden der Sozialen Arbeit. Weinheim und Ba-sel: Beltz Juventa Verlag. 2. überarbeitete A

BEI GRIN MACHT SICH IHR WISSEN BEZAHLT

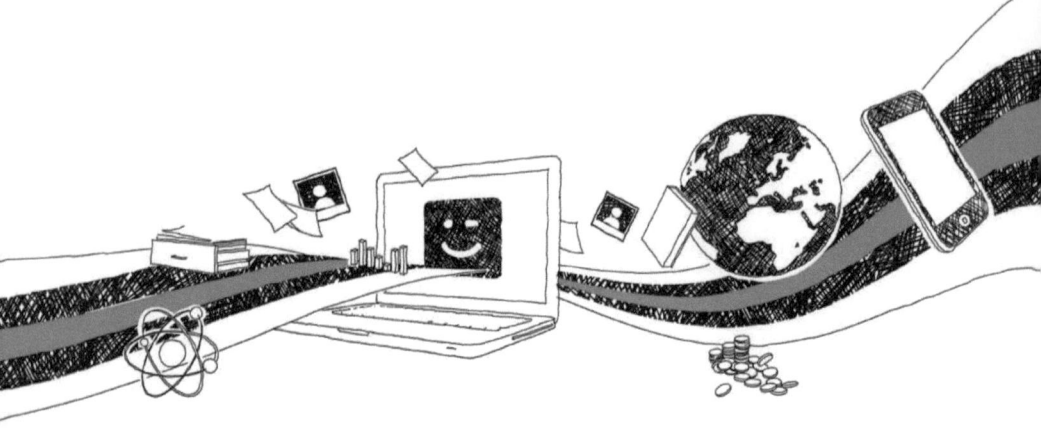

- Wir veröffentlichen Ihre Hausarbeit,
  Bachelor- und Masterarbeit

- Ihr eigenes eBook und Buch -
  weltweit in allen wichtigen Shops

- Verdienen Sie an jedem Verkauf

Jetzt bei www.GRIN.com hochladen und kostenlos publizieren

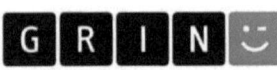